CW00519786

Ayuno Intermitente

Una Guía Para Principiantes Baje 2 Kilos De Grasa Por Semana Desarrolle Musculo Mejore Su Figura Y Sea Mas Saludable

Por

Beatrice Anahata

Tabla de Contenidos

Introducción

Cuando se trata de ayuno intermitente, la mayoría de la gente tiende a pensar en la pérdida de grasa. Lo creas o no, el ayuno intermitente también puede ser una estrategia de nutrición eficaz para construir músculo. Recuerde algunos de los beneficios que mencioné anteriormente sobre el ayuno, específicamente aumento de la hormona de crecimiento y aumento de la eficiencia usando grasa para el combustible.

La hormona de crecimiento adicional le ayudará a construir más músculo, y usted será menos propenso a almacenar grasa mientras que se almacena en el músculo. Entonces, ¿cuál es la diferencia entre el ayuno para la pérdida de grasa y el ayuno para construir músculo? La respuesta está en una serie de calorías que necesita. El déficit calórico es el rey de la pérdida de grasa, y el excedente calórico es el rey para la construcción de músculo.

Esto significa que debes comer más calorías de las que quemas si quieres construir músculo. Imagina que eres un arquitecto que construye una casa de 2.600 pies cuadrados. Necesitarás un cierto número de ladrillos, por ejemplo, 6.000, por ejemplo, para construir esa casa. Si no tienes 6.000 ladrillos, entonces tendrás que degradar el tamaño de la casa que estás construyendo.

Tus músculos funcionan de la misma manera. Si desea construir músculo, debe proporcionar a su cuerpo suficiente de las materias primas (es decir, calorías que obtiene de los alimentos) necesarias para que suceda. Si no lo haces, estarás en el mismo barco que un arquitecto sin suficientes ladrillos. ¿Cuántas calorías necesitas para construir músculo?

Utilice esta ecuación simple:

Peso corporal en libras x16-Ingesta calórica diaria

Utilizándome como ejemplo:

Peso Corporal-195x16-3,120 calorías

Esto significa que necesito comer 3.120 calorías cada día para empezar a subir de peso. Una queja común de los chicos es que son un "ganador duro" o que tienen un metabolismo rápido relámpago. No importa cuánto coman; no parecen aumentar de peso. El problema no es que seas un ganador difícil, es el hecho de que no estás midiendo cuánto estás comiendo.

Podrías pensar que comes muchas calorías, pero hasta que la rastrees ¿cómo lo sabrás? En pocas palabras, no lo harás. Lo primero que tendrás que hacer es medir tu peso. Tienes que saber cuál es tu punto de partida. A partir de ahí, mide el número de calorías en todo lo que comes y regístralo.

Usa Google, My Fitness Pal, etiquetas de nutrición y cualquier otra cosa que puedas para hacerte una idea de cuánto estás comiendo. Nunca será exacto, y está bien. Quieres una medición aproximada de cuánto estás comiendo. A partir de ahí, realizar un seguimiento de las calorías en la aplicación de notas en su teléfono.

Esto será difícil, pero recuerda que tu mente, tus metas y tu fuerte determinación te llevarán a tu meta a largo plazo. ¡¡Vamos!!

¿Por qué el ayuno puede hacerte quemar más grasa?

Haga clic para aclarar cuando hablemos de lo que he intentado, lo que hace que sea rápido durante 24 horas, 2 o 3 veces por semana. Este método se está convirtiendo en una forma muy popular de ayudar a quemar el cuerpo rápidamente en un período breve y para ayudar a mantener su peso de por vida.

Eso se dice aquí son 7 maneras en que este tipo de ayuno puede ayudarlo a quemar grasa corporal rápidamente

1. Sus hormonas quema grasa se incrementan

HGH (Hormona de Human Growth) es la hormona grasa más importante en nuestro cuerpo. Cuando tenemos un estado acelerado, la producción de esta hormona es increíble, lo que resulta en una mayor cantidad de grasa que se quema. El ayuno también permite que los niveles de insinuación en nuestro cuerpo se reduzcan para quemar y no quemarlo.

2. Tienes muchas más enzimas quemadas

Cuando estás produciendo más grasa para quemar grasa, entonces necesitas una mayor cantidad de grasa para ayudarlos a hacer su trabajo de forma adecuada. Los dos temas más importantes que se suponen en este tipo de problemas son tales como HSL y TESSU de Músculo TPL. Explicado simplemente, la enzima HSL alienta a su persona a que se libere para que se pueda usar en sus muñones y la LPL tiene la oportunidad de obtener su gran cantidad de combustible. El aumento de la velocidad aumenta la cantidad de estas dos enzimas que crean una gran cantidad de quemaduras en todo momento.

3. Realmente quemarás más calorias cuando tengas miedo

Tengo que admitir que no estaba seguro de esto en este momento, pero después de algunas semanas de mi fascinación, me encuentro teniendo una energía extra y estando más alerta y despierto. La razón de esto es que el corto plazo (12-72hrs) realmente aumenta su metabolismo y sus niveles de vida. Esto conlleva los resultados de las alarmas adicionales que se utilizan y, como todos conocemos, las quemaduras más grandes pueden quemar poco a poca

4. En lugar de quemar azúcar ahora quemas mas grasa

Cuando tengas un cuerpo grande, tu cuerpo primero quemará los carbos y luego lo que queda de tu corazón. Si no puede quemar esto en pocas horas después de esto, entonces se va a almacenar como grasa. Cuando estás festejando, no hay otra fuente de energía en tu cuerpo, por lo que tiene que quemar grasa corporal y no el azúcar en tu grasa se adhiere a la comida.

5. Usted puede entender lo que le cuesta comer.

Cuando tomé la decisión de acelerar lo que más me sorprendió, supe que me convertí en los factores desencadenantes y los hábitos que me hicieron muy bien. Una parte de mi mal estado de salud se debió a la rutina y ciertas intuiciones y al ser capaz de ver estas cosas con mayor claridad, comencé a romper estos hábitos. Saber por qué y qué puede hacer para que ciertos alimentos sean un impedimento importante para detener esta razón puede ayudar a tener mejores hábitos

6. Tome el control sobre lo que come

Al hacer ayunos bruscos, te sientes mejor acerca de ti y obtienes una sensación de logro. Si tiene problemas con esto, esta respuesta puede ayudarlo a construir una solución alternativa. Teniendo en cuenta lo que se asegurará de que usted no es tan vulnerable a comer todos los malos alimentos que pueden aumentar de peso.

7. Todavía puede disfrutar de todas las comidas que desee.

Tenga en cuenta que el ayuno le permite quemar grasa y, en última instancia, perder peso mientras disfruta de los alimentos que le gustan. La decisión de los medios de ayuno en los otros días que usted puede tener los alimentos que disfruta, pero sin perder peso y aun así perder peso.

Con este tipo de alimento en su dieta, es mucho más probable que recurra al plan porque no se retiró. La mayoría de las personas le gusta llegar a sus goles porque dejan de hacerlo, por lo tanto, ser capaz de ser capaz de pasar el tiempo es la diferencia entre el fracaso y la suposición.

Consideraciones dietéticas y de ejercicio para el ayuno intermitente

¿Cómo afectará tu dieta a tus objetivos de pérdida de peso mientras practicas el ayuno intermitente?

El beneficio de pérdida de peso de la práctica de este tipo de ciclo de alimentación viene de no sólo estimular su metabolismo y otros procesos corporales a través del ayuno, sino simplemente de tener menos tiempo para consumir tantas calorías como lo haría durante un día normal. La mayoría de las personas tienden a picar durante todo el día, comer al menos tres comidas grandes, e incluso pueden consumir calorías por la noche a través de aperitivos o bebidas. Al poner un límite en el tiempo que las calorías deben ser tomados, la mayoría de las personas reducirá drásticamente el número total de calorías por día. El pastoreo es un término utilizado para describir el patrón de alimentación que muchas mujeres se encuentran haciendo, lo sepan o no. El acceso sin restricciones a los alimentos es común en la cultura actual y lo está poniendo en gran riesgo de exceso de consumo de calorías, lo que conduce a un aumento de peso continuo. Si eres alguien que está acostumbrado a este estilo de refrigerios constantes y comida sin restricciones, tu cuerpo se ha acostumbrado a ser alimentado todo el día. Esto conduce a una sensación continua de hambre y la necesidad de comer en todo momento durante todo el día, en lugar de sólo a la hora de comer. Puede tomar algún tiempo para volver a entrenar su cuerpo y cerebro para limitar las señales de hambre a las horas apropiadas del día. Apegarse a su patrón de alimentación intermitente en ayunas seguirá sintiéndose más fácil cada vez que complete un ciclo de ayuno.

Si tienes una dieta normal, lo que significa que comes una cantidad promedio de alimentos y no participas en atracones o comer en exceso de forma rutinaria, debes notar los beneficios de pérdida de peso del ayuno intermitente sin hacer cambios en los alimentos que comes. ¡Esta es una de las mayores ventajas de seguir la "dieta" de ayuno intermitente! Para muchas mujeres, una dieta tradicionalmente ha implicado restringir calorías durante un período prolongado. Este método de pérdida de peso no solo es difícil de cumplir, lo que limita el porcentaje de aquellos que cumplen a largo plazo, sino que cuando se restringen las calorías de manera extendida, también se crea una dependencia de la nutrición de alta calidad. Este es un gran problema para muchas personas que no tienen el tiempo para preparar constantemente comidas variadas y nutricionalmente densas varias veces al día, así como para aquellos que simplemente no están familiarizados con la ciencia nutricional y las necesidades de nutrientes. Contar calorías no tiene en cuenta las interacciones dentro del cuerpo que son específicas de cada persona y su dieta. Puede conducir a una preocupación por el seguimiento de los alimentos consumidos frente a las calorías gastadas, creando estrés mental y angustia, ¡un factor que contribuye al estancamiento de la pérdida de peso!

Al seguir un protocolo de ayuno intermitente, no tienes que preocuparte por el seguimiento de cuántas calorías consumes y registrar tu ejercicio para determinar cuántas has gastado. No tienes que jurar tus bocadillos favoritos, y no tienes que limitarte a consumir solo alimentos nutricionalmente densos que no tengas que preparar o que simplemente no te gusten. Seguir su dieta normal, pero planificarlo alrededor de horas específicas impulsará su metabolismo y, en última instancia, proporcionará la pérdida de peso que ha estado buscando. ¡Ciclismo de ayuno intermitente simplifica la dieta y la pérdida de peso para que todos y cualquier persona puede perder peso! Usted no tiene que preocuparse por preparar y cocinar alimentos saludables especiales, comprar suplementos caros o reemplazos de comidas, o pasar horas obsesionado con ciertos alimentos y negarse a sí mismo sus aperitivos y golosinas favoritas.

Si encuentras que durante tus períodos de alimentación tiendes a recibir una gran cantidad de comida chatarra o tiendes a compensar demasiado por tus períodos de ayuno, es posible que desees considerar hacer algunos cambios en la dieta para ayudarte a perder más peso rápidamente. Mientras que el ayuno intermitente simplifica la dieta al eliminar la necesidad de contar calorías y seguir un plan de dieta estricto, consumir demasiadas calorías no proporcionará pérdida de peso.

¡Es una herramienta de pérdida de peso simplificada y eficaz, pero no es una solución mágica para comer nada y todo lo que quieras en gran cantidad y perder peso! No hay una solución mágica, y si un programa de dieta alguna vez promete ser uno, ¡usted debe correr en sentido contrario tan rápido como sea posible! Es un concepto entendido que demasiadas calorías en y no suficientes calorías gastadas no conducirá a la pérdida de peso, y dependiendo de la diferencia entre los dos puede incluso conducir a aumento de peso. Incluso con el aumento en la función metabólica en reposo del acto de ayunar intermitentemente no negará completamente una dieta anormalmente alta en calorías durante las horas no ayunas. Cuando comienzas tu ciclo de ayuno intermitente, puede ser útil vigilar los tipos de alimentos que consumes durante tus días "normales" y tus períodos de no ayuno, así como la cantidad. Si usted siente que puede estar comiendo en exceso durante estos tiempos o eligiendo principalmente alimentos ricos en calorías, puede considerar hacer algunos cambios en la dieta para beneficiarse plenamente de los efectos de sus ciclos de ayuno intermitente.

Si bien no es necesario, puede optar por hacer cambios en su dieta para experimentar la mayoría de los beneficios del ayuno intermitente en el menor tiempo posible. No hay requisitos nutricionales específicos en los que se basa el protocolo de ayuno intermitente, pero un enfoque general en los alimentos que son menos procesados puede aumentar la calidad de sus calorías y resultar en una pérdida de peso más rápida y rápida.

15

Consejos de entrenamiento con pesas para una pérdida de peso más rápida

Vives un estilo de vida en forma durante todo el año, pero a veces nos damos cuenta de que la comida chatarra ocasional comienza a demostrar sus efectos. Siendo la diva del fitness educada, sabes que es hora de empezar a hacer dieta y cocinar tu entrenamiento para lograr tu objetivo.

Sea como fuere, por razones desconocidas cuando decides que es hora de perder grasa, lo primero que tendemos a hacer es rebotar en cardio, y no se prioriza el entrenamiento con pesas.

Si esto es con el argumento de que las ventajas de quemar calorías no se reconocen, usted piensa que el entrenamiento con pesas es para construir músculo y no quemar grasa, usted piensa que no se puede centrar en levantar y perder grasa mientras tanto, usted no sabe cómo hacer un entrenamiento de peso eficiente programa, o cualquiera que sea la razón. De una forma u otra tendemos a devolver los pesos en el estante cuando queremos centrarnos en perder grasa.

Aunque hay muchos beneficios de cardio para la pérdida de grasa, Este artículo cubre las ventajas de usar varios programas de entrenamiento de peso para perder grasa.

Nunca se puede escapar de una mala dieta con sólo ejercicio; por lo tanto, es necesario controlar la dieta también en algunos casos. Los ejercicios en sí mismos tienen un gran efecto en su pérdida de peso a largo plazo. Hay dos maneras de cómo esto puede ir:

• Ejercita más y come aún más, lo que resultará en aumentar de peso en lugar de perderlo.

• Haga ejercicio moderadamente y continúe con su dieta y tendrá una pérdida de peso acelerada.

Impulso del metabolismo muscular

En primer lugar, deberías saber lo que probablemente has oído normalmente: "El músculo quema grasa". En cualquier caso, ¿qué significa eso? Todas las cosas consideradas, el músculo no quema grasa exactamente, sin embargo, todo el músculo más preciso eleva su tasa metabólica en reposo (RMR).

El tejido adiposo (es decir, la grasa) no toma energía para sentarse en su cuerpo, esa es la razón por la que una vez que está allí permanecerá allí hasta que ejerza suficiente energía para comenzar a utilizarlo como su fuente de energía. Tejido muscular esquelético se llama "tejido activo" ya que requiere energía para mantenerse. Para simplemente sentarse en su cuerpo, cada libra de músculo en su cuerpo utiliza alrededor de 30-60 calorías por día.

Entrenamiento y dieta adecuados

Con la rutina de alimentación y el entrenamiento adecuados, cada uno es capaz de poner 5 libras de músculo en un año. Si estimamos que su metabolismo utilizaría 50 calorías por día para sostener ese músculo, esto significa que quemará 250 calorías más consistentemente (50 calorías / día x 5 libras). Con una libra de grasa que requiere que quemes 3,500 calorías, perderás 26 libras en un año sin gastar un momento adicional en cardio. ([250 calorías/día x 365 días/año]/3,500 calorías/libra de grasa).

En la actualidad, como estar estresados por el estado físico, a veces quitamos este consejo ya que preferiríamos no ponernos "grandes" o "abultados". Nuestro público en general está familiarizado con la cantidad de 5 libras de grasa. Percibimos cómo nuestros cuerpos cambian cuando ganamos o perdemos 5 libras de grasa. Lo que no nos es familiar es lo que 5 libras de músculo es. El músculo es sustancialmente más denso que la grasa.

En la mayoría de los gimnasios, los entrenadores tienen una copia de 5 libras de grasa y 5 libras de músculo. Le animo a que pregunte a un entrenador que trabaja allí o a la persona de recepción si usted podría investigarlo. Usted se sorprenderá por la diferencia de volumen, y verá que no hay necesidad de preocuparse por la adición de 5 libras de músculo.

Quemadura de grasa post-Cardio

Esa hora de cardio fue genial para quemar esa energía almacenada, pero cuando terminas en la máquina de cardio, terminaste de quemar calorías. El entrenamiento con pesas, entonces de nuevo, mantiene tu metabolismo a una tasa de consumo de energía elevada durante 60 minutos después de que hayas terminado. ¡Otra bonificación al entrenamiento con pesas!

La ciencia del ejercicio llama a este efecto de postcombustión El consumo de oxígeno después del ejercicio (EPOC). Esto significa que después del entrenamiento de peso el cuerpo continúa necesitando oxígeno a una tasa más alta.

Entrenamiento de peso para bajar de grasa

Trabajalo duro

El crecimiento del tejido muscular sólo se empodera cuando se le aplica presión. Si usted utiliza pesos ligeros y hacer rep después rep, su músculo nunca tendrá el estrés aplicado a él que necesita para responder, así. Esto significa que, aunque comes más limpio y estás en un consumo de calorías reducidas menos, tus músculos no crecerán.

Numerosos dietistas se aligeran en su peso ya que se sienten pesados se necesita sólo durante una fase de carga, y las mujeres dietistas particularmente preferirían no levantar pesado por miedo a hacerse más grande en lugar de más pequeño. Estos son mitos sin duda.

Las damas no deben rehuir lejos de pesos más pesados porque no tienen suficiente testosterona para obtener el físico de un culturista.

Los entrenamientos de menor repost/peso pesado queman más calorías durante el entrenamiento debido a un mayor esfuerzo y te garantizarán que no perderás ni una onza de precioso músculo que quema grasa.

Este entrenamiento utiliza sobre todo pesas libres ya que las máquinas están diseñadas para apuntar a grupos musculares individuales. Esto reduce la cantidad total de músculo necesario para mover el peso. Los ejercicios serán principalmente compuestos para reclutar más fibras musculares para trabajar y descargar la construcción muscular y hormonas quema grasas. Del mismo modo, manténgase de pie en lugar de sentarse o acostarse para cualquier ejercicio de número que sea prudente.

Acelerarlo

Hacer repeticiones más altas con peso moderado podría ser beneficioso por varias razones con respecto a la pérdida de grasa. Las fibras musculares utilizadas durante las altas repeticiones son fibras musculares de lentotwitch. Estos contienen menos glucógeno; por lo tanto, menos glucógeno se agotará del cuerpo durante el entrenamiento. Esto es fundamental para mantener los músculos llenos y el metabolismo alto.

Además, el aumento de lactato de entrenamiento de alta rep apoya la producción de hormona de crecimiento (GH) que también es una hormona clave para perder grasa.

Las fibras lentas se recuperan más rápido entre conjuntos que las fibras de contracción rápida. Esto hará posible la adherencia a la utilización de intervalos de descanso más cortos, y mantener la frecuencia cardíaca durante todo el entrenamiento; quemando así más cantidades de grasa.

El mismo concepto de utilizar principalmente pesas libres y ejercicios compuestos como el entrenamiento de peso pesado también se aplica a la baja-peso, entrenamiento de alta calidad por encima. Por lo tanto, los mismos ejercicios se pueden aplicar sin embargo el peso debe ajustarse para tener en cuenta más conjuntos y representantes.

Opta por el entrenamiento de circuitos

El entrenamiento de circuito es un medio tipo de entrenamiento a intervalos y medio donde el anaeróbico (levantamiento) se combina con el ejercicio aeróbico (cardio), utilizando repeticiones más altas y pesos más ligeros.

En su circuito diario hará un set en una máquina, luego se moverá para hacer un conjunto en otra máquina, y en ese 'hasta que termine el circuito, rebote en una máquina de cardio durante 10 minutos, y volver a su primera máquina, sin descanso en el medio.

El ejercicio anaeróbico y aeróbico cada uno proporciona sus propios beneficios fisiológicos únicos. Una ventaja única que tiene el entrenamiento de circuito es que combina ambos. Los músculos de contracción rápida se utilizan principalmente en ejercicios explosivos anaeróbicos, mientras que los músculos de lento espasmo se utilizan principalmente en ejercicios de resistencia aeróbica.

Una cosa a tener en cuenta es que va a utilizar no menos de dos máquinas a la vez. Tenga en cuenta para ser cortés en el gimnasio y simplemente hacer entrenamiento de circuito durante las horas de apagado. El edicto de gimnasio no le permite reclamar más de una estación, mientras que otras personas están deseando obtener a través de su entrenamiento también.

Doblarse

Entrenamiento de los músculos dos veces por semana se beneficia de un entrenamiento más regular, así como la división le permite centrarse en la variación de intensidad. Es decir, el primer entrenamiento de la semana enfatizará los pesos más pesados y menos repeticiones, mientras que el segundo entrenamiento en la semana se centrará en el peso moderado y las repeticiones más altas.

supersets

es una técnica de super intensidad para la pérdida de grasa y la construcción muscular. Con estos, simplemente haces dos ejercicios espalda con espalda sin descanso en el medio.

Hay varias razones por las que los superconjuntos son más eficaces que hacer la estación regular a la vez con descansos entre cada conjunto.

En primer lugar, los superconjuntos aumentan la producción de ácido láctico. Además, el superset es eficiente en el tiempo. Al hacer sets back to back, reduces tu tiempo total de entrenamiento mientras tanto haces la misma cantidad de trabajo.

implica hacer dos ejercicios sin descanso en el medio.

En conclusión, diferentes combinaciones de superconjuntos pueden aumentar la activación de la fibra muscular. Esto significa que puede utilizar combinaciones de ejercicios específicos para aumentar la intensidad del trabajo en un músculo específico, ayudándolo a desarrollarse más rápido.

Cambiar la mentalidad

Nunca intente perder peso extra simplemente y hacer un objetivo de perder ciertas libras en sus horarios semana o mes como tal enfoque nunca funciona cuando usted está apuntando a hacer ejercicio sobre una base a largo plazo.

En su lugar, ir para hacer ejercicio para ganar más masa muscular y también sentirse mejor consigo mismo en general. En cuanto a la parte que pierde grasa, deja que tu dieta te cubra en el sentido.

No pienses en hacer ejercicio como una formalidad, hazlo por tu placer y para ganar confianza en ti mismo. Concéntrese completamente en su plan de dieta, ya que es un factor más importante para perder peso que ir al gimnasio. Ejercicio en tales casos es un impulso a su campaña de pérdida de peso y también una manera de mantenerte alejado de la debilidad como resultado de la pérdida de peso.

Elegir su ejercicio

El levantamiento y el entrenamiento intermitente de alta intensidad son las herramientas más eficaces para bajar de peso a largo plazo, especialmente cuando estás en un plan de comidas. Usted sabrá acerca de ambos en esta sección.

Levantamiento de pesas o entrenamiento

Mientras haces levantamiento de pesas con un entrenador, trata de concentrarte en tus músculos principales y nunca te olvides de las sentadillas. La mayoría de las dietas tienen un efecto llamado 'efecto ahorrador muscular' que le ayudará en gran medida a preservar y construir masa muscular magra más.

Ponerse los músculos no es tan fácil como la mayoría de la gente piensa que es, necesita mucha determinación y coraje para mantenerse en el mismo horario durante mucho tiempo. Levantamiento de pesas le ofrecerá un poco de ayuda con la construcción y mantener los músculos y quemar más calorías mientras descansa, en comparación con lo que lo hizo anteriormente. Es un mito que desarrollarás músculos enormes si levantas pesas. Se necesitan muchos años de entrenamiento para alcanzar ese nivel.

Esto también se denomina ejecución a intervalos o entrenamiento. Es un método de entrenamiento en el que se intercambian explosiones intensas de ejercicio anaeróbico - por ejemplo, sprinting con cortos períodos de recuperación. Uno de los impactos es que enfrías más calorías en menos tiempo contrastado con otros horarios de entrenamiento, como el cardio retrasado.

No te adelantes.

Debe hacer ejercicio regularmente, pero asegúrese de no exagerar. Tómese los días de descanso en el medio con suficiente sueño para satisfacer sus demandas. Hacer ejercicio más de lo que su cuerpo es capaz aumentará el riesgo de lesionarse. Además, también afectará negativamente el sistema inmunológico y aumentar las hormonas que están relacionadas con el estrés fisiológico, dejándote con más daño que bien.

Establecer metas

Siempre establece tus metas de pérdida de peso más de lo que crees que puedes lograr y para eso tendrás que trabajar más duro que antes. Siempre debe apuntar a perder más de 2 a 3 libras por semana.

Si usted está utilizando una calculadora de calorías durante su plan de dieta, no vaya por grandes déficits de calorías, pero tratar de establecerse idealmente por no más de 500 Kcal y también dependiendo de su tasa metabólica basal (BMR) y el nivel de actividad, disparar para una ingesta de energía razonable de 1300 a 170 0 Kcal.

Cómo incorporar el músculo de la construcción durante el ayuno intermitente

En los últimos años, muchas personas se han vuelto curiosas sobre el ayuno intermitente. Puede haber una variedad de razones para este creciente interés. Estas razones van desde querer perder grasa de la manera fácil, a los estilos de vida ocupados de las personas. Muchos no tienen inclinación a cocinar varias comidas al día. Algunas personas también tienen horarios ocupados donde son incapaces de exprimir en un almuerzo o desayuno.

En algunos casos, el ayuno intermitente es seguido por personas debido a ciertas creencias. Por ejemplo, por los musulmanes cuando ayunan durante el Ramadán o de otra manera de 5 am a 7 pm.

Cualesquiera que sean sus razones, es posible que se haya preguntado cómo puede acumular cualquier masa muscular mientras sigue este horario de alimentación. Mucha gente asume que es casi imposible ganar masa muscular mientras ayuna. El hecho es que, si pasas un poco de tiempo para planificar tu día y tus comidas de la manera correcta, ¡puedes construir músculos fácilmente mientras ayunas!

Estas son algunas de las cosas que debe tener en cuenta para maximizar su éxito.

Opta por sesiones de entrenamiento programadas hasta altas horas de la noche

Si usted está ayunando durante un período específico donde usted estará ayunando desde una hora fija en la mañana a una hora fija en la noche (por ejemplo, el Ramadán ayunar establecido de 5 am a 7 pm), es mejor si usted coloca sus sesiones de entrenamiento para después de las 7 pm, como despertar y hacer ejercicio antes de las 5 de la mañana será una tarea hercúlea.

Siempre es recomendable que consumas algo de comida antes de comenzar con tu programa de entrenamiento de resistencia, por lo que hacer tu sesión de entrenamiento antes de las 7 pm es extremadamente improbable. También necesitas consumir una cierta cantidad de carbohidratos y proteínas después de que tu programa de entrenamiento haya terminado para que tu cuerpo pueda comenzar el proceso de recuperación. Usted no será capaz de hacer esto si se supone que está ayunando para ese período en particular.

Cuando comiences con una sesión de entrenamiento nocturno, puedes asegurarte de consumir tu cena inmediatamente una vez que estés en casa del trabajo o tan pronto como termine tu período de ayuno. Esta comida puede actuar como un "precombustible" antes de comenzar a hacer ejercicio.

A continuación, puede comenzar su sesión de entrenamiento, una vez que haya terminado de comer, digamos alrededor de las 7:30 pm y continuar el entrenamiento durante una hora o por mucho tiempo que dure su entrenamiento, dándole tiempo para terminarlo por decir 9 pm. Esto le dará suficiente tiempo para exprimir una comida después del entrenamiento en su horario hasta que sea hora de acostarse alrededor de las 10 pm.

Consumir la mayor parte de su requisito calórico después de su sesión de entrenamiento

La segunda cosa más importante para usted al seguir este protocolo es estar seguro de que consume la mayor parte de su ingesta calórica requerida inmediatamente después de terminar de hacer ejercicio. Como se mencionó anteriormente, esta comida post entrenamiento ayuda al cuerpo con la regeneración. Ayudando al cuerpo a recuperarse del entrenamiento, Esta comida post entrenamiento ayuda en la generación de masa muscular magra en el cuerpo.

Para que esto funcione, primero necesitas averiguar el número de calorías que necesitas consumir en un día para que puedas acumular una cantidad adecuada de masa muscular. Una vez que descubra sus necesidades calóricas totales para el día, consuma alrededor del 20% de las calorías requeridas justo antes de comenzar a hacer ejercicio. Esta comida debe contener tanto carbohidratos como proteínas, ya que esta comida actuará como un combustible para su entrenamiento. Si no consumes carbohidratos o proteínas adecuadas, te sentirás extremadamente letárgico y cansado.

Después de terminar tu entrenamiento diario, la comida después del entrenamiento debe consistir en aproximadamente el 60% del total de calorías requeridas. Estas calorías también se pueden dividir en 2 o 3 comidas pequeñas en el lapso de tiempo que va desde después del ejercicio hasta la hora de acostarse.

Esta comida es probable que contenga un gran número de calorías que usted necesita para consumir en un corto lapso de tiempo. Es posible que le resulte difícil consumir la cantidad necesaria de calorías todos juntos. Ayuda a centrarse en el consumo de alimentos que tienen un gran número de calorías, como carne roja, frutos secos, bagels, avena cruda, etc.

También debe tener en cuenta que la comida que está consumiendo es inmediatamente después de terminar de hacer ejercicio. Por lo tanto, con este tipo de un plan de comidas configurado, usted debe consumir alimentos altos en carbohidratos que ayudarán en la construcción de músculo, en lugar de optar por alimentos que son altos en grasa y bajo en carbohidratos. Esto se debe a que inmediatamente después de hacer ejercicio, su cuerpo requiere carbohidratos. En este escenario, Si usted proporciona a su cuerpo con más grasa, tendrá un efecto perjudicial en su cuerpo.

Esto no significa que tengas que eliminar toda la grasa de tu dieta. Puedes consumir una comida que tiene una gran cantidad de carbohidratos o proteínas justo después de terminar tu entrenamiento y luego consumir una comida alta en grasas o proteínas altas justo antes de dormir. El punto es mantener el consumo de grasa baja en la comida que inmediatamente sigue a la sesión de entrenamiento.

Los alimentos grasos son más densos en calorías, y es extremadamente fácil comerlos en gran cantidad, por ejemplo, nueces, mantequilla, aceites, etc. Estos son más fáciles de consumir que una gran cantidad de alimentos ricos en carbohidratos, especialmente cuando ya te sientes saciado. Por lo tanto, es mejor si los alimentos grasos se consumen como una segunda comida pequeña justo antes de acostarse, mientras que los carbohidratos se consumen inmediatamente después de hacer ejercicio.

Trate de tomar una comida antes de las 5 de la mañana

Lo último que debe hacer mientras sigue este enfoque para construir músculo mientras que el ayuno intermitente es comer una comida inmediatamente después de despertarse. Para todas las personas que no están siguiendo ramadán y sólo están ayunando para perder peso / ganar masa muscular, esta comida se puede consumir en cualquier momento que naturalmente despertar.

Si sigues el Ramadán, es aconsejable que te despiertes antes, digamos alrededor de las 4:30 am, justo antes de que comience el ayuno, y consumas una proteína de digestión lenta, como la carne roja con un poco de queso cottage, que compensará el 20% restante de calorías que necesitas para consumar e. e.

También puede agregar algo de grasa o carbohidratos a esta comida, pero asegúrese de consumir alrededor del 35% de su proteína requerida en este momento. Esto asegura que hay un suministro constante de aminoácidos en el cuerpo mientras que ayunar durante todo el día.

Después de consumir la comida, puede volver a dormir si lo desea.

Asegúrese de que cuando siga este tipo de sistema de construcción muscular régimen de ayuno intermitente, que tenga en cuenta todos los puntos anteriores. Si intenta realizar un gran volumen de ejercicio muy intenso mientras consume muy pocas calorías, su cuerpo reaccionará negativamente a él, y usted se hará más daño que bien.

Lentamente, el cuerpo perderá todo el glucógeno almacenado y será privado de él. Esto resultará en letargo, la incapacidad para mantenerse al día con sus entrenamientos y la incapacidad para recuperarse. Para estar seguro de que esto no te sucede, tendrás que forzar te alimentes hasta que tu cuerpo se aclimate a este ciclo de comidas. Eventualmente, este enfoque comenzará a sentirse normal para usted y su cuerpo.

¿El ejercicio desempeña un papel en el ayuno intermitente?

Como se prometió, el ayuno intermitente producirá pérdida de peso para la mayoría de las mujeres independientemente de la incorporación de un régimen de ejercicio. Combinar su ciclo de ayuno intermitente con un estilo de vida que no sea sedentario será suficiente. No sentarse durante largos períodos de tiempo y movimiento regular son factores importantes en cualquier estilo de vida saludable y cualquier rutina de dieta dirigida a bajar de peso.

El movimiento regular e incluso el ejercicio pueden ser un aspecto importante de cualquier plan de pérdida de peso, pero el ejercicio por sí solo no cancelará las opciones dietéticas continuamente deficientes. Los alimentos que consumes tienen un mayor impacto en la regulación del peso que tu actividad física o condición física.

Por lo tanto, la conclusión es que la mayoría de las mujeres no necesitan hacer ejercicio para bajar de peso mientras practican el ayuno intermitente, pero si desea incorporar ejercicio estructurado en su rutina, ciertas actividades pueden darle la mayor cantidad de "bang para su dinero". Además, como bonificación, el ejercicio puede ser un supresor temporal del apetito, y un estudio de participantes con sobrepeso mostró que aquellos que se dedicaban a la actividad física cada dos días mientras seguían un programa de ayuno intermitente perdieron más peso que el grupo que No.

La mejor rutina de ejercicios para emparejar con su ciclo de ayuno intermitente es visitar el gimnasio tres veces por semana y realizar un breve calentamiento, una rutina de levantamiento de pesas, y algunas poses de enfriamiento y estiramiento. Ahora, sé lo que estás pensando. No se deje intimidar por la mención de ejercicio o levantamiento de pesas. Como se prometió, la adición de actividad física regulada a su alimentación en bicicleta es opcional, y es posible que no necesite o desee incorporarla a sus prácticas de ayuno intermitente. La belleza de este plan está en su eficacia universal, ¡puede beneficiar a todos los constructores de cuerpos para ti!

Para aquellos que están interesados en una rutina de entrenamiento que optimizará su pérdida de peso mientras sigue un plan de alimentación intermitente en ayuno, he simplificado la ciencia detrás de estos ejercicios específicos, así como creado un régimen fácil de seguir que proporcionará con confianza en el gimnasio. Y por supuesto, no tienes que preocuparte por estos ejercicios de levantamiento de pesas que te hacen parecer voluminoso o musculoso; están específicamente orientados hacia el cuerpo de las mujeres y cuando se combinan con el ayuno intermitente, ¡puede ayudarle a lograr un aspecto tonado y saludable!

Levantar pesas quemará calorías mientras que proporciona un impulso adicional a su metabolismo (además de la estimulación metabólica mayor ayuno intermitente proporciona.). Los estudios han demostrado que incluso siguiendo activamente un plan de dieta y perder peso, levantamiento de pesas puede construir músculo.

Reglas para incorporar ejercicio simple en tu rutina intermitente de pérdida de peso en ayunas:

- En los días que está ayunando, haga una actividad física ligera como yoga, natación de baja intensidad, o cardio ligero como un paseo rápido o trote lento.
- En los días en que no está ayunando, realice una actividad física más intensa como entrenamiento a intervalos de alta intensidad o levantamiento de pesas.
- Beber mucha agua al hacer actividad física, en días de ayuno y no ayunar!

Un ejemplo de un ejercicio de entrenamiento a intervalos de alta intensidad puede ser tan simple como sigue:

Tres rondas: 20 segundos de ejercicio y 10 segundos de descanso entre cada ejercicio.

1.Air boxing: Párese con el pie derecho ligeramente delante de su izquierda y sus caderas apuntando hacia su lado izquierdo. Coloca los brazos en la postura de un boxeador y golpea con el brazo derecho hacia el lado izquierdo, y luego golpea con el brazo izquierdo hacia el lado derecho. Repetir.

2.Air boxing (otra vez): Gire su postura para que su pie izquierdo esté ligeramente delante de su derecha y sus caderas apuntan hacia su lado derecho. Una vez más, toma la postura de tu boxeador y golpea con el brazo izquierdo primero seguido por tu derecha.

3.Jumping jacks: Simplemente haz tantas tomas de salto como puedas en los 20 segundos de tiempo asignado.

4.Squats: Haz tantas sentadillas como puedas en los 20 segundos de tiempo asignado, asegurándote de que estás en cuclillas lo suficientemente profundo como para sentir que tus músculos del muslo comienzan a cansarse.

Un ejemplo de una rutina simple de entrenamiento con pesas para mujeres:

Una rutina de levantamiento de pesas para las mujeres no tiene que ser complicada, pesada o producir resultados voluminosos. Involucrar a los músculos en la actividad de levantamiento de pesas mantendrá los huesos fuertes y saludables, disminuirá los riesgos de la osteoartritis y construirá masa muscular, aumentando así la velocidad de su metabolismo y proporcionándole los brazos y piernas tonificados que la mayoría de las mujeres buscan. ¡Levantamiento de pesas no siempre tiene que incluir levantar pesas reales! Los ejercicios de peso corporal son increíblemente eficaces para aumentar ligeramente la masa muscular de una mujer y dar forma a su cuerpo.

¡Siempre calienta antes de comenzar tu rutina!

Empieza haciendo sentadillas. Trate de hacer en algún lugar entre 8 y 12 sentadillas, tomar un pequeño descanso, y repetir una vez más.

Utilice una mancuerna ligera en cada mano (aproximadamente 8 libras) para hacer dos conjuntos de filas, en algún lugar entre 8 y 12 filas por juego. Párese con los pies separados, en línea con las rodillas, y las rodillas ligeramente dobladas. Mantén la espalda plana e inclínate hacia adelante desde las caderas. Levanta las pesas hasta el pecho mientras tiras de los hombros hacia atrás. Los codos deben estar doblados y apuntando hacia atrás mientras las palmas de las manos están orientadas.

A continuación, usa tu peso corporal para hacer flexiones. Empieza a hacerlos de rodillas y muévete empujando completo cada vez que te sientas capaz. Una vez más, haz dos conjuntos de 8 a 12 flexiones, aumentando el número a medida que ganas fuerza y eres capaz.

Finalmente, termina tu rutina con un tablón. Para ello, tendrás el pecho del suelo con los antebrazos, mientras que los dedos de los dedos de los dedos de los dedos del suelo miran hacia el suelo. Baja la cintura hacia el suelo hasta que el cuerpo se convierta en una línea recta, paralela al suelo. Comience manteniendo esta posición todo el tiempo que pueda, eventualmente trabajando su camino hasta una retención de 60 segundos.

No se deje intimidar por la incorporación del ejercicio en su rutina de ayuno intermitente. Aumentar su actividad física beneficiará su pérdida de peso y proporcionará un impulso aún mayor de energía. ¡No sientas que necesitas empezar todo a la vez! Es posible que te resulte más fácil comenzar tu rutina de ayuno durante unas semanas antes de agregar una rutina de ejercicios. ¡El aspecto más importante de cualquier programa de pérdida de peso es hacer lo que funciona para usted! Esto aumentará la probabilidad de que se quede con él el tiempo suficiente para ver los resultados.

¿Qué hacer con la baja energía?

La baja energía es uno de los obstáculos más difíciles de superar (aparte del hambre) cuando estás en una dieta IF. La razón más importante de esto es que hay muchas causas diferentes. Con el hambre, hay razones definidas por las que podrías tener hambre. Ghrelin y varias señales psicológicas causan hambre. Entonces, ¿qué causa la baja energía? Podrían ser cientos de factores físicos diferentes. Así que, en lugar de centrarnos en lo que causa el hambre, vamos a saltar directamente a las soluciones. Estas soluciones incluyen ver a tu médico para que tenga sangre en caso de que tengas bajos nutrientes vitales, hacer ejercicio, tomar una ducha, meditar, siesta, salir al exterior y cambiar tu método IF.

Ver a su médico

Lo primero que debes hacer cuando estás demasiado cansado mientras ayunas es consultar a tu médico. Es muy importante descartar una causa física antes de pasar a algo como hacer ejercicio. No es necesario ver a un especialista; sólo su GP amistoso local hará. Es posible que desee llamar con anticipación y comprobar que han trabajado con pacientes con dietas especiales antes. No todos los médicos estarán familiarizados con los beneficios de IF.

Después de que hayas encontrado un médico para ver, pide una consulta que sea más conveniente para ti. En el tiempo entre su cita y ahora puede ser mejor tomar un descanso de su ayuno si se siente mal. Su salud siempre debe ser lo primero.

El día de la consulta, el médico te hará muchas preguntas sobre tu dieta. Asegúrese de venir preparado con su historia clínica, y todos los detalles de su dieta preparada. Lo más probable es que el médico te recete cierta cantidad de análisis de sangre o suplementos. ¡Incluso pueden sugerir algunas de las cosas que ya has leído este libro! Su médico es su pareja en su viaje de pérdida de peso/salud, por lo que es fundamental que siga sus consejos. Asegúrate de preguntarle a tu médico si puedes continuar o no tu ayuno mientras esperas los resultados de tu examen si él o ella los ha ordenado.

Una vez que los resultados de la prueba estén de vuelta, su médico o un enfermero pueden llamarlo con sus resultados. Pueden pedirle que vuelva para una cita de seguimiento. Si su fatiga es explicable por los resultados de su análisis de sangre, su médico trabajará con usted en una solución adecuada a su situación.

Ejercicio

Hay muchos tipos de ejercicio por ahí, pero los beneficios son todos los mismos - mejora de la salud, fuerza, y el beneficio de las endorfinas naturales. El ejercicio también ha demostrado proporcionar un impulso natural a tu nivel de energía. Por esta razón, IF y ejercicio generalmente van de la mano. Sin embargo, ciertos tipos de ejercicio pesado que requieren mucha energía (calorías) probablemente deben evitarse mientras están en un ayuno. ¡Por ejemplo, probablemente no debería correr un maratón de campo a través mientras que también ayunar! Aquí hay cuatro grandes ejemplos de ejercicio que funciona bien con el ayuno.

Corriendo

Hay cientos de libros, artículos y sitios web dedicados a los beneficios de correr. A menos que sufra de una enfermedad médica grave, no hay desventajas para correr. Incluso hay algunos antropólogos que argumentan que el cuerpo humano fue construido para correr a larga distancia.

Uno de los mejores programas para un corredor principiante se llama "Couch to 5k". Es de uso gratuito y no requiere ningún equipo especial. Simplemente corres tres veces a la semana usando un horario especial, especialmente para principiantes. Las tres sesiones de la primera semana comienzan con un paseo de 5 minutos. Luego, 60 segundos de correr. Finalmente, 90 segundos de descanso. Repita durante 20 minutos. Eso puede parecer fácil de manejar, pero si estás empezando, es posible que te sorprenda su dificultad. Puede leer sobre el programa completo en el sitio web de Cool Running, coolrunning.com.

Los beneficios de correr para enfocar y la atención fueron mostrados en un estudio de científicos de la Universidad de Illinois en 2003. Veinte hombres fueron probados usando un dispositivo en sus cabezas que midió la actividad cerebral. Se midieron antes y después de 30 minutos en la cinta de correr con pruebas mentales. Las áreas del cerebro conocidas por contribuir al enfoque y la atención fueron significativamente más activas después de la carrera. ¡Usted puede utilizar estos mismos beneficios a su ventaja mientras que rápido!

Yoga

El yoga es un ejercicio mental tanto como físico. Se originó en la India alrededor del siglo VI o V a. C. En ese entonces, el Yoga era sobre todo una práctica religiosa. Ha recorrido un largo camino desde sus orígenes. Ahora todos en todo el mundo participan en Yoga por sus muchos beneficios. Tiene un núcleo muy espiritual para su práctica, pero no tienes que creer en nada para probarlo y experimentar sus beneficios. Se ha demostrado para reducir el riesgo de enfermedades del corazón, así como ayudar a energizar a quienes lo practican.

La mejor manera de comenzar el yoga es poner las manos en la enseñanza de un "yogui" local o profesor. Son bastante fáciles de encontrar a través de Internet en estos días - sólo tiene que buscar "práctica de yoga [su ciudad aquí]". ¡Obtendrás muchos resultados!

Otra forma de empezar el yoga es haciéndolo tú mismo en casa. Puede buscar poses para principiantes en línea, o incluso ver videos en sitios web populares como YouTube que le guiarán a través de todo lo que necesita hacer. Lo mejor es comenzar con pequeñas secuencias de yoga corporal total de 15 a 20 minutos antes de pasar a cualquier cosa avanzada. Todo lo que necesitas para empezar es una estera. Incluso una toalla funcionará si no tienes una colchoneta de yoga.

Es mejor realizar su práctica de yoga a la misma hora todos los días. Incluso podría dedicar un cierto espacio en su hogar o lugar de trabajo para este propósito.

Natación

¡No hay nada como saltar a un charco de agua fría para despertarte! Esto, combinado con el ejercicio es una gran manera de despertarse si se siente fatigado. Para rematar,

¡es barato! Todo lo que necesita es una piscina local y un traje de baño. Si aún no sabes nadar, hay muchas clases que se ofrecen en los centros recreativos locales. Este ejercicio se utiliza mejor por la mañana o por la noche después del trabajo. Hay muchas ventajas para nadar sobre otro ejercicio.

El agua te hace muy boyante. Cuando estás sumergido hasta el cuello, eres un 90% boyante. Eso significa que el ejercicio es mucho más fácil. No te dejarás en el suelo tan fuerte, y tendrás mayor flexibilidad. También hay resistencia constante del agua a tu alrededor. Se estima que hay entre un 12 y un 14% más de resistencia en el agua que en tierra. Eso significa que trabajarás más duro para la misma cantidad de ejercicio que en tierra. Por último, el agua es ideal para mantenerse fresco. Esto hace que sea una gran opción si odias sudar y calentarte cuando haces ejercicio.

Además de las vueltas de natación, hay una gran cantidad de opciones de ejercicios acuáticos, incluyendo:

1. Caminar por el agua: simplemente camine en aguas profundas del cuello.
2. Aeróbicos acuáticos: ejercicios realizados para aumentar la frecuencia cardíaca durante 20 minutos o más.
3. Entrenamiento de resistencia al agua: el uso de equipos de ejercicio de agua, tales como flotadores, para aumentar la resistencia y la fuerza.

4. Entrenamiento de flexibilidad: aumentar su rango de movimiento a través del estiramiento.

5. Wáter Yoga: yoga diseñado para realizarse en una piscina de agua.

6. Funcionamiento en aguas profundas: simula correr en tierra con dispositivos de flotación especiales.

Cada uno de estos ejercicios, o incluso simplemente nadar, aumentará la vigilia y ayudará a combatir la fatiga.

Baile

¡La danza es ejercicio y también mi favorito personal! Es particularmente bueno para quitar la mente de cualquier estrés que pueda tener porque tienes que coordinar los movimientos y enfocarte. Muchas clases de ejercicios hoy en día incluso incorporan danza. ¿Has oído hablar de Zumba? ¿Qué tal Jazzercise? Estos son dos de los muchos tipos de ejercicios populares en estos días que incorpora fuertemente la danza. Bailar es una manera eficiente de subir su ritmo cardíaco, divertirse y obtener un gran cardio también. Si crees o no puedes bailar bien, el movimiento será suficiente para despertarte.

Su primera, más fácil y más barata opción es encender las melodías y entrar en el ritmo simplemente. ¡Usted puede hacer esto por sí mismo, o con otros si usted está lo suficientemente seguro! Ya que es sólo para despertarse, no hay razón para preocuparse si lo está haciendo

45

"correcto". Los pinceles hacen grandes micrófonos improvisados si quieres cantar a lo largo.

Tu segunda opción es tomar una clase de baile. Simplemente busque en línea clases de baile cerca de usted. Habrá muchos para elegir. Estos son algunos de los mejores tipos de baile para aumentar su estado de alerta al aumentar su frecuencia cardíaca:

1. Zumba
2. Jazzercise
3. Baile oscilante
4. Baile de salsa
5. Danza del vientre
6. Baile de pértiga

Si todavía no puede decidir sobre una clase, escuche el tipo de música que se reproduciría en la clase. Elige la clase para la que más te guste la música. Esto hará que la clase sea más divertida. Por lo tanto, es más probable que sigas adelante.

Ducharse

Ducharse es algo que probablemente ya hagas por la mañana para despertarte. Si trabajas desde casa o tienes acceso a un gimnasio con ducha en el trabajo, esta es una gran opción rápida que puedes usar en tu descanso para el almuerzo. Te sentirás más limpio y estarás más alerta. Si sientes que una ducha completa sería demasiado para tomar, no te preocupes. No es necesario usar jabón, champú, acondicionador o cualquier otra cosa que normalmente hagas en la ducha. Esto es puramente con el propósito de despertar. Para optimizar tu experiencia, sigue estos pasos:

1. Entra en la ducha y enciende el agua a una temperatura cómoda.
2. Disfrute del agua tibia durante 5 minutos.
3. Después de que se sienta cómodo, gire el agua para que esté tan fría como pueda tomarla durante 30 segundos. Cuanto más frío, mejor. Este paso es importante.
4. Después de que sus 30 segundos estén arriba, gire el agua para que esté tan caliente como pueda tomarla durante otros 30 segundos. Una vez más, cuanto más caliente, mejor. Esto también es importante. Aumentará el flujo sanguíneo y le estimulará aún más.
5. Termine la ducha con unos 30 segundos más de agua fría. Una vez más, tan frío como puedas soportarlo.

Esta es una forma de algo llamado "hidroterapia caliente y fría". Ha existido por miles de años. Reduce el estrés y aumenta la tolerancia al estrés. Fortalece el sistema inmunitario. El agua fría tensa los vasos sanguíneos, aumentando la presión arterial, que es fantástica para la salud del corazón. Y, por último, pero no menos importante, sin duda te despertará!

Meditación

Si bien es ideal para enfocar tu mente en combatir el hambre y los antojos, también es fantástico para ayudarte a aumentar el estado de alerta y combatir la fatiga. Esto puede parecer un poco paradoja al principio. ¿Cómo puede algo relajante y calmante hacer que te sientas más alerta y despierto? Te sorprenderá descubrir que ha habido estudios que demuestran que la meditación es una gran herramienta para este propósito. Más que eso, la meditación puede ayudarte mentalmente a enfrentarte y acostumbrarte a tu nueva dieta IF.

El estrés es una razón muy grande por la que nos cansamos en primer lugar. Cambiar tu estilo de vida puede ser muy estresante. Por esa razón, probablemente estarás bastante cansado cuando comiences tu dieta IF. La parte del cerebro que es más activa durante eventos estresantes o agotadores es la amígdala. Durante la mediación, la amígdala disminuye significativamente su actividad. La meditación le ayudará a manejar y mantener este beneficio. A menudo, es posible que descubras que tu estrés estaba fuera de lugar o que se basara en el miedo a que la meditación te ayude a superarlo.

Otro beneficio de la meditación es que no tiene efectos secundarios como las bebidas energéticas azucaradas. Las bebidas energéticas, el café y los suplementos son soluciones muy temporales. Y es peligroso beber demasiado en un día. A menudo te dejan sintiéndote más cansado de lo que empezaste después. ¡Afortunadamente, la meditación no tiene efectos secundarios! Meditas todo lo que quieras sin negativos después. De hecho, un producto químico que se utiliza a menudo en bebidas energéticas es la DHEA. Se ha demostrado que su cuerpo produce naturalmente más DHEA cuando usted medita. Es una gran alternativa natural.

Para sentirse más despierto, es importante que duermas bien. La meditación ayuda a aumentar la calidad de su sueño. Te hará más consciente en tus horas de vigilia para que te vayas a la cama a tiempo y te relajes. Esto es importante para su salud en general, pero especialmente mientras usted está ayunando y su cuerpo está quemando sus recursos energéticos.

Ir al exterior

Salir al exterior es una opción natural y fácil para ayudar con la fatiga. Se ha demostrado que la luz ayuda con muchos trastornos del sueño y el estado de ánimo, como la depresión estacional y el trastorno de fase del sueño retrasado. A veces, estas condiciones se tratan con equipos de luz especiales. Sin embargo, todo lo que necesita para aumentar la vigilia sería de 10 a 20 minutos pasados al aire libre. Ir al aire libre para hacer algunas compras de comestibles rápidos le quitará la mente de las cosas y puede agregar fácilmente 1-2 horas a su rápido.

¿Qué tipo de progreso debe ver?

Al igual que con cualquier nuevo régimen de alimentación o ejercicio, puede esperar que haya algunas fluctuaciones a lo largo de su semana. Mientras que en general usted puede esperar perder 3-8% peso corporal (y un poco de su cintura!) dentro de sus primeras 3-24 semanas, lo importante a recordar es que puede haber algunos arriba y abajo para comenzar. Sin embargo, con el tiempo, usted debe esperar ver la pérdida de peso a lo largo de su rápido, sin importar el tipo que haya elegido. La pérdida de peso debe ser constante, y mientras que algunos ayunos pueden hacer que pierdas más peso (porque algunos ayunos pueden hacer que pierdas músculo, como se ha discutido), usted debe notar estos efectos no importa qué rapidez ha elegido.

Usted debe ver una disminución en la grasa y un aumento en la masa muscular (a menos que usted está haciendo un rápido extendido) una vez que su cuerpo se ha normalizado. Su ropa encajará de manera diferente, se moverá de manera diferente, y su gusto en los alimentos puede incluso cambiar a medida que su paleta se limpia a través del ayuno.

Después de haber estado en un ayuno durante aproximadamente una semana más o menos, debe notar que no se siente tan hambriento como solía hacerlo. Su cuerpo se ha adaptado al nuevo horario de alimentación, y usted debe ser capaz de conseguir a través de sus ayunos un poco más fácil. De hecho, tu cuerpo habrá dejado de anhelar comida a veces solía estar acostumbrado a ser alimentado y ahora anhelará comida para el nuevo horario en el que lo has forzado. Este es un gran progreso porque muestra que su cuerpo se está adaptando y entonces será más fácil para usted continuar su ayuno.

Su estado de ánimo se estabilizará si usted está en el nivel correcto de ayuno para sí mismo - si no se ha estabilizado después de unos diez días, tendrá que considerar una de las opciones que discutimos anteriormente: o bien cambiar su ciclo de ayuno mediante la disminución de sus días de ayuno o disminuir intensidad de entrenamiento.

Existe la posibilidad de que tengas que cambiar las actividades que haces en qué momento. Tal vez no te estás concentrando tan bien por la tarde como antes. Bueno, trata de mover esas actividades a la mañana cuando estés más alerta. Usted debe notar mayor claridad ya que ha simplificado su rutina de alimentación e hizo los ajustes adecuados para disminuir los efectos negativos de tener demasiada grasa en su cuerpo (letargo, problemas para enfocar, etc.).

¿Cómo puede realizar un seguimiento de su progreso?

Comience por registrar su peso antes de comenzar su plan, así como sus medidas. Tome antes de las fotos. Esta combinación es la mejor manera de ver su verdadero éxito desde casa. Si tienes una membresía en el gimnasio o acceso al personal de entrenamiento, puedes pedirles que te ayuden con estas cosas.

El médico también puede ayudarte con algunas mediciones importantes como la presión arterial, los niveles de colesterol, los azúcares en la sangre y otras pruebas médicas específicas que no se pueden hacer en casa. Si esto le interesa, entonces trate de reservar con su médico aproximadamente una vez al mes para realizar un seguimiento de estas mediciones. Estas pueden ser algunas de las mejores medidas de su verdadera salud porque son factores internos que están directamente influenciados por la dieta y el ejercicio, a diferencia de la imagen corporal estricta (sólo porque una persona es delgada, no significa que esté sana por dentro; viceversa para alguien que es muy musculoso).

Elige un día y una hora constantes, semana a semana, para mostrar tus verdaderos resultados. Como se mencionó anteriormente, usted puede notar algunas fluctuaciones desde el principio, pero esta línea de base le ayudará a realizar los efectos verdaderos más adelante. No sólo eso, sino que si ves una fluctuación de 1-2 libras en una semana, eso no es nada de lo que preocuparse; de hecho, eso es bastante normal.

A medida que su ayuno continúa, ahora tendrá una línea de base y un programa de medición consistente para ayudarle a mantenerse enfocado y en el camino. Es importante que elimine tantas variables como sea posible, para obtener los resultados más precisos posibles.

Otras formas menos científicas de medir tu progreso es llevar un registro de cómo te sientes cada semana, tanto con respecto a los sentimientos generales sobre el ayuno, como también en lo que respecta a cómo te sientes a nivel mental y físico. Observe cómo su ropa encaja de manera diferente a medida que pasan las semanas. ¿Tienes un par de pantalones en particular o una camisa que sea demasiado ajustada o mal ajustada en este momento para que te sientas cómodo? Añádalo a su evaluación cada semana y vea cómo su cuerpo se está adaptando por cómo ese artículo de ropa está empezando a encajar. Tal vez usted está aumentando su tamaño muscular, y usted tiene una camisa que necesita para llenar más - esta es la misma situación: probarlo cada semana para ver cuando finalmente se ve de la manera que desea. Las imágenes ayudan mucho con esto porque a medida que avanzas cada semana, puedes ver cambios físicos que es posible que no note en el espejo. Nos miramos mucho a nosotros mismos durante un día, por lo que la imagen capturada de una foto puede ayudarnos a darnos cuenta de las diferencias cuando las ponemos una al lado de la otra.

Los niveles de energía también pueden cambiar a medida que avanza según el proceso. Pueden subir y bajar a medida que pasan las semanas, así que haga un seguimiento de estos, también. Es posible que puedas resolver algunos problemas reflexionando sobre cuándo te sientes cansado y cuánto duran tus peleas de letargo. A veces la cafeína te ayudará a través de estos momentos si encuentras que realmente estás luchando, o tal vez incluso una siesta. La siesta puede ayudarte a superar algunos de tus antojos y proporcionarte un impulso mental también.

Efectos de la pérdida de peso

Sorprendentemente, hay positivos y negativos asociados con la pérdida de peso. Hemos discutido muchos de los aspectos positivos ya, pero algunos de los efectos secundarios negativos pueden ser cosas como la piel suelta, ver estrías que no habías notado antes, tener que comprar ropa totalmente nueva (¡esto puede ser una tarea costosa!), y tener que ajustar ciertas medicamentos que dependen de la hormona y el equilibrio de peso.

Estos efectos negativos a menudo pueden ser compensados por la paciencia, la determinación y la asistencia de su médico. Una vez que hayas descubierto que vivir una vida sana y en forma vale la pena estos posibles contratiempos, superarás cualquier obstáculo establecido en tu camino y abrazarás al nuevo tú.

Es probable que tengas más energía y te sientas más seguro de lo que tenías antes. Tus entrenamientos se volverán más complicados y divertidos, y notarás que eres capaz de más tipos de actividad que antes. Con un poco de entrenamiento o asistencia de entrenamiento personal, o haciendo un poco de investigación y con suerte recibiendo comentarios experimentados de alguien que sabe cómo entrenar correctamente, usted será capaz de probar nuevos ejercicios dentro y fuera del gimnasio. Esto le ayudará a superar cualquier estancamiento potencial que puede ocurrir cuando su cuerpo se ajusta y crea una nueva homeostasis que necesita para trabajar más allá.

Cuando pierdes cantidades saludables de peso, te vuelves más recortado y en forma. Es posible que te encuentres abierto a nuevas experiencias como forro de cremallera o buceo que no te sentías seguro de probar antes. Tal vez te unirás a ese equipo deportivo para el que querías pero nunca te sentiste lo suficientemente apto para. La confianza que sentirás al representar a tu mejor yo, a través de tu arduo trabajo y determinación se mostrará a través de cuando te hayas adaptado a tu transformación. Usa ese atuendo, prueba esa actividad, sé competitivo contigo mismo para tu mejor marca personal en correr o levantar.

Preparación y prevención de contratiempos

Inevitablemente, te vas a morir con obstáculos. Algunos de ellos te van a desviar del rumbo, ¡lo siento, pero está destinado a suceder! La vida está pasando a tu alrededor, y podría lanzarte una bola curva como un embarazo inesperado (ya sea a ti mismo o a tu pareja) o una oportunidad de vacaciones que te impide comer como lo habías planeado. Incluso si algo como esto sucede, hay algunos pasos que puede hacer para prepararse y prevenir algunos de estos contratiempos.

Tener un plan de respaldo: es posible que tenga su corazón establecido en un plan de ayuno específico, pero mantenga una copia de seguridad lista por si acaso. Si te estás desviando regularmente, el plan que has elegido no funciona para ti, ¡prueba tu plan de respaldo! Ten tus razones preparadas para por qué no puedes unirte a una noche de beber o tener ese regalo. Sus amigos y familiares respetarán sus decisiones, y probablemente apreciarán que usted está ayunando! Ya sabes, por si estás malhumorado.

No te pongas en situaciones que sepas que podrían tentarte hasta que termine tu ayuno. Si sabes que el cumpleaños de tu mejor amigo se acerca, pero quieres hacer un rápido extendido, asegúrate de que tienes suficiente tiempo para hacer tu ayuno y recuperarte de él antes de ese día. De lo contrario, ¡tenga su plan de copia de seguridad listo para ir! Trate de minimizar la comida de kryptonita que tiene en la casa, incluso ahora. ¿Eres una persona de fichas? ¿O tal vez un monstruo de galletas? Hazlo, así que tienes que planificar y actuar conscientemente para conseguir estos bocadillos favoritos para que sea menos probable que lo hagas. Esto protegerá su plan de ayuno y también su cintura.

Planifique con anticipación y planifique con frecuencia. Si comienzas con un plan completo para tus comidas y tus entrenamientos, tienes más posibilidades de tener éxito. Planifícalos con la mayor antelación posible, para que no tengas que preocuparte por los ajustes de última hora o, lo que es peor, para que no te quedes atascado cuando pierdas tu motivación para entrenar o apegarte a tu régimen de ayuno. Ya sea que esto implique planificar comidas detalladas cada día para su plan, programar su entrenamiento y tiempos de ayuno apropiadamente, o incluso crear programas de entrenamiento para usted durante la duración de su ayuno, usted está en control de cada paso que da. Puede ayudarle a planificar todas estas cosas, o al menos esbozarlas para que no se ponga en una situación en la que tiene que utilizar su plan de copia de seguridad como su plan principal!

Pide ayuda. Una vez más, dígale a su familia y amigos lo que está planeando hacer. Si tienes pareja, aunque no deberías esperar que nadie te acompañe a este esfuerzo a menos que él o ella quiera, puedes pedirles que te ayuden en los peores momentos. Tal vez puedan preparar más comida, para que no tengas que trabajar con comida si estás luchando con tu ayuno. Tal vez puedan planificar sus días de re-alimentación con una emocionante cena juntos para celebrar su éxito. Si todo lo demás falla, son un oído comprensivo cuando las cosas se ponen difíciles.

Cambios generales en el estilo de vida

Cuando decides añadir ayuno a tu forma de vida, lo primero que debes recordar es que necesitas un estilo de vida saludable. Eso significa incluir todos los elementos incluidos en este capítulo. Si aún no los incluye, ahora es el momento de empezar. Usted encontrará el ayuno bastante difícil si alguno de estos elementos faltan en su vida, así que utilizar estos como un trampolín porque son necesarios.

Ejercicio

Vivimos en una sociedad muy sedentaria. Es por eso que mucha gente tiene problemas de peso y movilidad. En nuestra casa, por ejemplo, mi esposo y yo éramos personas con sobrepeso promedio cuyas vidas estaban ocupadas, pero no fomentamos el ejercicio. Los problemas de movilidad de mi esposo comenzaron hace años, y cuando decidimos hacer ejercicio, lo tomamos lentamente al principio, caminando por el patio varias veces y luego aumentando eso gradualmente. No me digas que no puedes hacerlo. Probablemente éramos las personas más incómodas que puedas imaginar, y nos las arreglamos para hacerlo. Tienes que mover el cuerpo, o te darás cuenta de que es demasiado difícil salir de tu silla. Incluso si no puedes hacer ejercicio extenuante, empieza pequeño. Entonces, comenzamos a nadar, y eso es un ejercicio maravilloso porque también te enseña a respirar de la manera correcta. Hay todo tipo de ejercicios que puedes hacer que son divertidos y el ejercicio no tiene que ser la palabra sucia que el público está haciendo.

Si tienes un perro, es a una buena razón para ir a dar un paseo. Si usted está en casa, todavía se puede hacer ejercicio porque el ejercicio se puede hacer en cualquier lugar y en estos días hay tantas aplicaciones disponibles que incluso se puede hacer ejercicio en la privacidad de su propia casa. Necesitas saber que el ejercicio te ayuda a distribuir los alimentos que comes en los lugares correctos del cuerpo y si simplemente te sientes y comes, todo ese alimento se convertirá en grasa.

Agua

Beber agua es esencial si usted está pensando en entrar en ayuno. Deberías estar bebiendo hasta 8 vasos al día, y mucha gente simplemente no hace eso. Echemos un vistazo a lo que hace el agua potable. El agua ayuda con el transporte de todos los nutrientes en los alimentos que usted come a todas las diferentes áreas del cuerpo. Ayuda a mantener tu cuerpo hidratado, y aunque no pongas mucho valor en eso, vamos a tratar de mostrarte lo que sucede cuando no bebes suficiente agua. Los desechos y las bacterias en el cuerpo no se eliminan. Existe el riesgo de enfermedades como el cáncer de colon. Aparte de estos, el cuerpo necesita agua para mantener la inflamación a raya, y si usted está tratando de perder peso mediante el ayuno, el agua es esencial. Las frutas y verduras crudas también contienen agua, por lo que le están ayudando a obtener un poco de agua en su sistema, pero si se trata seriamente de utilizar un sistema de ayuno desintoxicación, el agua es vital para la imagen. Acostúmbrese a beber agua y mucho, pero vidrio por vidrio, en lugar de tragarla en un par de sesiones. Necesitas tener agua durante todo el día así que siempre lleva una botella contigo y si no te gusta el sabor de la misma, usa saborizantes como una rodaja de limón e incluso haz agua en té verde durante parte del tiempo.

Dormir

Necesitas dormir ocho horas por noche. Si usted es insalubre y quiere ayunar, entonces usted necesitará toda la ayuda que pueda obtener de la naturaleza. Dormir es la manera de la naturaleza de sanar el cuerpo y si te privas del sueño, no esperes permanecer en un ayuno por mucho tiempo porque fallarás. Hay otras razones para querer dormir durante 8 horas. Durante el ayuno, esas ocho horas te están ayudando a pasar el período de ayuno sin siquiera pensar en ello. Eso es muy valioso de hecho si quieres hacer el trabajo rápido para ti.

Nutrición

Tiene sentido que si ayunara durante un período y luego comieras quince panecillos, aún conservarías el peso que dijiste que querías perder. Sé honesto contigo mismo mientras estás ayunando. El ayuno no es una moda. Es una elección de estilo de vida. Has elegido este estilo de vida porque quieres perder peso. Aunque usted tiene una licencia para disfrutar de alimentos, hay un muy poco de sentido en incluso tratar si usted no puede ser sensato acerca de sus opciones de alimentos. Necesitas comer una variedad de frutas y verduras y evitar todos esos alimentos altos en azúcar y carbohidratos que sabes que son malos para ti. Tu cuerpo necesita una cierta cantidad de carbohidratos, pero necesitas equilibrar tu alimentación para que lo disfrutes, pero para que sea nutricionalmente sano también. Digo esto porque hay que recordar que vengo de una familia de "gorditos" y sé todos los trucos del libro en lo que se refiere a las trampas. Cuando haces trampa, la única persona que está siendo engañada eres tú mismo.

Conclusión

Hemos llegado al final del libro. Gracias por leer y felicitaciones por leer hasta el final.

Espero que el libro haya abierto los ojos a las interminables formas a través de las cuales se puede perder 3 libras de grasa a la semana, construir músculo, mantenerse magro y sentirse más saludable.

CPSIA information can be obtained
at www.ICGtesting.com
Printed in the USA
BVHW061412200120
569972BV00012B/240/J

9 781647 771997